BEI GRIN MACHT SICH IHR WISSEN BEZAHLT

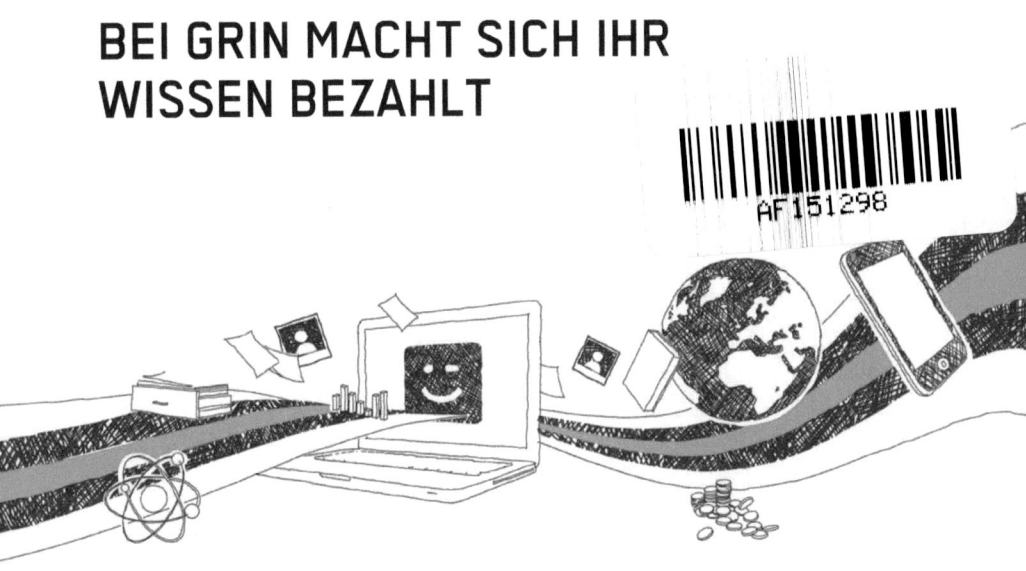

AF151298

- Wir veröffentlichen Ihre Hausarbeit,
  Bachelor- und Masterarbeit

- Ihr eigenes eBook und Buch -
  weltweit in allen wichtigen Shops

- Verdienen Sie an jedem Verkauf

Jetzt bei www.GRIN.com hochladen
und kostenlos publizieren

GRIN

Bibliografische Information der Deutschen Nationalbibliothek:

Die Deutsche Bibliothek verzeichnet diese Publikation in der Deutschen National-
bibliografie; detaillierte bibliografische Daten sind im Internet über http://dnb.d-
nb.de/ abrufbar.

Impressum:

Copyright © 2007 GRIN Verlag
Druck und Bindung: Books on Demand GmbH, Norderstedt Germany
ISBN: 9783640776801

Dieses Buch bei GRIN:

https://www.grin.com/document/163443

Rajko Pflügel

Gesundheitswesen Schweiz

Prävention, Gesundheitsförderung und Rehabilitation

GRIN Verlag

GRIN - Your knowledge has value

Der GRIN Verlag publiziert seit 1998 wissenschaftliche Arbeiten von Studenten, Hochschullehrern und anderen Akademikern als eBook und gedrucktes Buch. Die Verlagswebsite www.grin.com ist die ideale Plattform zur Veröffentlichung von Hausarbeiten, Abschlussarbeiten, wissenschaftlichen Aufsätzen, Dissertationen und Fachbüchern.

Besuchen Sie uns im Internet:

http://www.grin.com/

http://www.facebook.com/grincom

http://www.twitter.com/grin_com

Hochschule Neubrandenburg
Fachbereich Gesundheit und Pflege
Studiengang Gesundheitswissenschaften

Gesundheitswesen Schweiz

Prävention, Gesundheitsförderung und Rehabilitation

Schriftliche Hausarbeit

Modul: Gesundheitssysteme im Internationalen Vergleich

Vorgelegt von: Rajko Pflügel

Tag der Einreichung: 03.09.2007

Inhaltsverzeichnis

Abbildungsverzeichnis

1.   Einleitung

Das Schweizer Gesundheitssystem gehört zu den fortschrittlichsten aller Nationen. Wie in den meisten westlichen Ländern ist jedoch auch hier die Kostenentwicklung im Gesundheitswesen ein Dauerthema. Politische Initiativen, Reformen und Gesetze sind die Folge. Die Schweizer orientieren sich in dieser Debatte oft an den US-amerikanischen Konzepten (z.B. Managed Care). Auch das deutsche System stand zu weilen als Ideenlieferant Pate, wobei sich die deutsche Gesundheitspolitik heute an den Erfahrungen dieses Systems bedient.

Das Gesundheitssystem der Schweiz muss sich den gleichen Veränderungen stellen und als soziales System - mit steigendem Wettbewerbsanteil - den Bedürfnissen seiner Bevölkerung gerecht werden. Die Veränderungsgründe als Ursache für den Kostenanstieg werden als medizinisch-technischer Fortschritt, Überalterung der Bevölkerung, unterentwickelte Prävention, ungenügende Qualitätssicherungen der Leistungserstellung, mangelnde Koordination und Kooperation und die Zunahme chronischer Erkrankungen beschrieben. Die aktuellen politischen Gegenmaßnahmen konzentrierten sich vornehmlich auf die Kosten- und Ausgabenreduktion. Neue Versicherungsmodelle stehen hier im Mittelpunkt.

Aktuell wird eine weiter gesundheitsrelevante Diskussion in der Schweiz geführt. Können Maßnahmen zur Prävention, Gesundheitsförderung und Rehabilitation an den bestehenden Problemen ansetzen? Diese Arbeit soll zu dieser Diskussion einen Beitrag leisten und die wesentlichen Aspekte dieser Versorgungselemente des Schweizer Gesundheitssystems aufzeigen. Im Mittelpunkt dieser Betrachtung stehen die Akteure, die Leistungen, die Finanzierungs- und Vergütungsformen sowie die zukünftige Gestaltung dieser Sektoren.

2.   Die Organisation des Gesundheitswesens in der Schweiz

2.1   Die Schweiz: Eckdaten, Demographie und Gesundheit

Die Schweiz zählt mit seinen ca. 7,4 Millionen Einwohnern und einer Gesamtfläche von 41 285 km² zu den kleineren europäischen Staaten. Es ist ein Bundesstaat, welcher aus 26 Kantonen besteht.[1] Neben Deutsch (65%) zählt Französisch (20%) und Italienisch (6,5%) zu den gängigen Sprachen der Wohnbevölkerung.[2] Ein wesentliches Merkmal der Schweiz liegt

---

[1] Kantone sind mit den Bundesländern in Deutschland vergleichbar, jedes von ihnen hat eine eigene Verfassung und eigene gesetzgebende, vollziehende und rechtsprechende Behörden. vgl. Tiemann 2006, S. 135f.
[2] vgl. Lüdl & Werlen 2005, S. 7

in der Nichtmitgliedschaft in der Europäischen Union (EU). Es bestehen jedoch bilaterale Verträge mit der EU, wodurch der Schweizer Arbeitsmarkt Ausländern offen steht.[3] Die Schweiz ist eines der reichsten OECD-Länder. Diese Wirtschaftskraft wird vor allem durch die Mikrotechnologie, Biotechnologie, Pharmaindustrie und das Banken- und Versicherungsgewerbe erzielt.[4] Die Arbeitslosenquote lag 2006 bei 3,3 % und ist aktuell weiter rückläufig.[5]

Die Schweizer haben im Vergleich zu anderen OECD-Ländern eine hohe Lebenserwartung (Männer 77,8 und Frauen 83 Lebensjahre). Gleichzeitig wächst auch in diesem Land das Problem der „Überalterung". So wird prognostiziert, dass die Anzahl der Erwerbstätigen von 62% im Jahr 2003 der Gesamtbevölkerung auf 55% im Jahr 2050 schrumpfen wird.[6]

Der Gesundheitszustand der Schweizer Bevölkerung ist in der Gesamtheit positiv. Jedoch nehmen, wie in allen hoch entwickelten Ländern, die „zivilisatorischen" Erkrankungen zu. So wird Stress, Diabetes und Adipositas (Übergewicht) - vor allem bei Kindern und Jugendlichen - immer mehr zu einem Gesundheitsrisiko und finanziellen Problem.[7]

2.2 Das Gesundheitswesen: Ein Überblick

Das schweizerische Gesundheitswesen ist im Vergleich zu anderen Systemen der OECD-Staaten gut entwickelt. Nahezu die gesamte Bevölkerung ist krankenversichert und hat den gleichen Zugang zur Gesundheitsversorgung. Der Leistungskatalog der obligatorischen Krankenversicherung[8] umfasst Leistungen der Prävention, Kuration, Rehabilitation und Gesundheitsförderung. Die medizinischen Dienstleistungen und Gesundheitseinrichtungen sind sehr leistungsstark. Die Mehrzahl der Schweizer Bevölkerung ist mit diesem Gesundheitssystem zufrieden.[9] Diese Zufriedenheit ist jedoch mit hohen Kosten verbunden. Der hohe medizinische Standard und die flächendeckende Leistungsbereitschaft haben einen hohen Preis, wobei andere OECD-Länder eine vergleichbare oder sogar bessere Leistungsfähigkeit bei geringeren Kosten vorweisen.[10] Der Anteil der Gesundheitskosten am

---

[3] Die Berufsabschlüsse von Ärzten und Pflegepersonal sind in der Schweiz anerkannt.
[4] vgl. OECD-Berichte über Gesundheitssysteme: Schweiz 2006, S. 22
[5] vgl. Bundesamt für Statistik: Arbeitslosenquote (Stand: 06.08.2007)
[6] vgl. OECD-Berichte über Gesundheitssysteme: Schweiz 2006, S. 26f.
[7] vgl. Bundesamt für Statistik: Gesundheitszustand (Stand: 06.08.2007)
[8] Ist die Grundsicherung für jeden Bewohner der Schweiz, ist mit dem GKV-System in Deutschland vergleichbar.
[9] vgl. Telser et al. 2004, S. 49
[10] vgl. Rosenbrock & Gerlinger, 2006, S. 291

Bruttosozialprodukt gehört zu den höchsten der OECD-Länder und wächst schneller als das BIP (Bruttoinlandsprodukt).[11]

Die Zuständigkeiten für die Gesundheitsversorgung und -politik sind verteilt, was dem föderalistischen System der Schweiz geschuldet ist. Die 1848 angenommene Bundesverfassung gesteht dem Bundesstaat im Bereich der Gesundheit nur beschränkte Kompetenzen zu, dass schweizerische Gesundheitssystem ist in einem hohen Maß von kantonaler Autonomie gekennzeichnet. Während die Erbringung und Sicherstellung der Gesundheitsversorgung Aufgabe der Kantone ist, gehört die Gesetzgebung, insbesondere in der Krankenversicherung, zu den maßgeblichen Aufgaben des Bundes.[12]

Die Reformpolitik zeigt sich ähnlich intensiv wie die in Deutschland. Die steigenden Gesundheitskosten waren oft Auslöser von politischen Entscheidungen. Im Jahr 1994 führte die Diskussion von Chancenungleichheit und der Qualität der erbrachten Gesundheitsleistungen zu einem neuen Bundesgesetz zur Krankenpflegeversicherung (KVG).[13] Dieses Gesetz führte dazu, dass die Krankenversicherung nun obligatorisch für alle Schweizer Bürger war (Zwangsversicherung). Weiter verfolgte man den Solidaritätsgedanken d.h., dass die Grundversicherung für alle versicherten Personen einer Region unabhängig von Alter und Geschlecht zu gleichen Prämien für dieselben Leistungen (Leistungskatalog der Grundversorgung) angeboten werden. Dieses Vorhaben gelang in vielen Punkten, dem Kostenzuwachs konnte jedoch nicht Einhalt geboten werden.[14] Die aktuelle politische Debatte fokussiert alt bekannte Themen: die Spitalfinanzierung (duale vs. monistische Krankenhausfinanzierung), die Finanzierung der Langzeitpflege, Manages Care als neuen Versorgungsansatz, die Neuregelung von Prävention und Gesundheitsförderung, den Ausbau der Grundversorgung und die Senkung der Versicherungsprämien.[15]

2.3   Ausgaben und wirtschaftliche Bedeutung des Gesundheitssektors

Im Jahr 2005 entfielen etwa die Hälfte (52,9%) der Ausgaben für Güter und Dienstleistungen des Gesundheitswesens auf die stationäre Behandlung. Der ambulante Bereich machte insgesamt 30,6% der Kosten aus. Der Detailhandel mit Arzneimitteln und therapeutischen Apparaten erreichte einen Anteil von 9,3% an den Kosten. Die Verwaltungskosten, die

---

[11] vgl. Tiemann 2006, S. 174ff.
[12] vgl. Döring et al. 2005, S.77f.
[13] Das Bundesgesetz zur Krankenversicherung trat am 01.01.1996 in Kraft. Vor 1996 waren die Leistungen der Krankenkassen nicht einheitlich. So war ein Vergleich der verschiedenen Kassen ausgesprochen schwierig und die Prämienstruktur völlig intransparent.
[14] vgl. Bernardi-Schenkluhn 1992, S. 177ff.
[15] vgl. Politische Plattform (Stand: 06.08.2007)

Ausgaben für Prävention und Unfallverhütung, der Sozialversicherungen (4,1%) und des Staates (1,9%) machten zusammen einen Anteil von 6,0% der Ausgaben aus.[16] Vergleicht man den Anteil des BSP den die Schweiz für den Gesundheitssektor aufwendet, geben sie abgesehen von den USA und Deutschland mehr Ressourcen als jedes andere OECD-Land aus.[17]

Mit ca. einer halben Million Beschäftigten gehört der Gesundheitssektor zu den wichtigsten Arbeitgebern in der Schweiz (12% aller Beschäftigten). Zudem wächst die Zahl der Beschäftigten im Gesundheitssektor gegenüber anderen Wirtschaftszweigen wesentlich schneller. Zwischen 1985 und 2001 stieg die Beschäftigtenzahl im Gesundheitssektor um 70%, verglichen mit nur 12% in der gesamten schweizerischen Wirtschaft.[18]

2.4 Die Krankenversicherung: Leistungen, Mitgliedschaft und Modelle

Die soziale Krankenversicherung ermöglicht allen in der Schweiz lebenden Personen Zugang zur medizinischen Versorgung. Tritt ein Krankheitsereignis ein, ist somit die medizinische Behandlung sichergestellt. Das Bundesgesetz über die Krankenversicherung (KVG) regelt alle Aspekte der sozialen Krankenversicherung in der Schweiz.[19] Die Krankenversicherung wird 2007 von 94 Krankenkassen übernommen. Die Prämienhöhe wird von den Versicherern festgelegt, dabei dürfen sie nicht nach dem Krankheitsrisiko der Versicherten differenzieren. Kantone sind dabei in sich geschlossene Prämienregionen. Damit wir verhindert, dass Kantone mit vielen Krankheitsausgaben aufgrund vieler Kranker und/oder einer ineffizienten Gesundheitspolitik „Kosten" in ein anderes Kanton exportieren. Wird ein Mitglied zahlungsunfähig, werden die Kosten für die gesetzlichen Leistungen von der gemeinsamen Einrichtung übernommen. Finanziert wird dies über Beiträge der Versicherer. Die Krankenkassen beschränken sich nicht nur auf die Erstattung von erbrachten Leistungen für ihre Versicherten. Gemeinsam mit den Kantonen übernehmen sie Aufgaben zur Gesundheitsförderung. Kassen und Kantone verfolgen mit der gemeinsam gegründeten „Schweizerischen Stiftung für Gesundheitsförderung" das Ziel, Maßnahmen zur Gesundheitsförderung und zur Prävention anzuregen und umzusetzen.[20]

---

[16] Bundesamt für Statistik: Kosten des Gesundheitswesens (Stand: 06.08.2007)
[17] Im Jahr 2003 gab die Schweiz 10,7% des BSP für Gesundheit aus (USA: 15%, Deutschland 11,1%).
[18] Bundesamt für Statistik: Beschäftigungsstatistik 2007 (Stand: 06.08.2007)
[19] vgl. Rosenbrock & Gerlinger, 2006, S. 292
[20] vgl. Bundesamt für Gesundheit: Krankenversicherung (Stand: 06.08.2007)

Jeder Schweizer Bürger untersteht einer Versicherungspflicht. Der Versicherte kann den Krankenversicherer frei wählen. Dabei besteht wie in der gesetzlichen Krankenversicherung (GKV) in Deutschland auch in der Schweiz ein Kontrahierungszwang. Der Versicherer muss jeden Bürger unabhängig von seinem Alter und seinem Gesundheitszustand (Krankheitsrisiko) als Mitglied akzeptieren, was der Risikoselektion vorbeugen soll.[21] Bleiben Ausländer länger als drei Monate in der Schweiz, müssen auch sie sich bei einer Krankenkasse versichern. Die sog. obligatorische Krankenversicherung stellt die Schweizer Grundversicherung dar. Diese ermöglicht für alle eine umfassende medizinische Grundversorgung. Der Leistungskatalog hat gegenüber dem der deutschen GKV einen geringeren Umfang.[22]

Die Leistungen der einzelnen Krankenversicherer werden durch unterschiedliche Versicherungsmodelle erbracht. Diese sind durch die Versicherten – je nach Krankenkasse – frei wählbar. Die Tarifauswahl ermöglicht insbesondere gesunden Mitgliedern, ohne Inanspruchnahme von Gesundheitsleistungen, eine Prämienreduktion[23]. In der Schweiz gibt es fünf Versicherungsmodelle:[24]

- **Grundversicherung mit wählbarem Franchise:** In der obligatorischen Versicherung beträgt die Franchise (Jahresbetrag, mit dem sich der Versicherte an den gesundheitsrelevanten Kosten beteiligt) 300 Schweizer Franken (ca. 180 €) für Erwachsene. Kinder (bis zum 18. Altersjahr) zahlen keinen Beitrag. Die Mitglieder haben die Möglichkeit eine höhere Franchise zu wählen und zahlen dann dafür eine geringere Prämie. Steigt also die Eigenleistung für eine gesundheitsrelevante Intervention, so sinkt dafür die Jahresversicherungsprämie.

- **HMO** (Health Maintenance Organization = Gesundheitserhaltungszentrum): Bei einer HMO handelt es sich um eine Organisation von Ärzten, die sich in einer Gruppenpraxis organisieren. Bei diesem Modell suchen die Versicherten immer zuerst Ihren Arzt (Funktion des Hausarztes) in der HMO-Praxis auf. Dieser entscheidet dann das weitere Procedere. Benötigt der Patient einen Facharzt, wird zuerst innerhalb der HMO-Praxis nach einem geeigneten Spezialisten gesucht. Kann die HMO die erforderlichen Leistungen nicht selbst erbringen, überweist sie ihren Patienten an nachgelagerte Einrichtungen.

---

[21] vgl. Mühlbacher et al. 2004, S. 51f.
[22] vgl. Telser et al. 2004, S.20ff.
[23] Prämien sind in der Schweiz das Äquivalent zum deutschen gesetzlichen Versicherungsbeitrag bzw. der Prämie zur privaten Krankenversicherung.
[24] vgl. Tiemann2006, S. 162-168

- **Hausarztmodell:** Dieses Model wird durch ein regionales Hausarztnetzwerk gebildet. Es ist ein Zusammenschluss von Allgemeinmedizinern. Der Versicherte kann sich einen dieser Ärzte als Hausarzt wählen, verzichten damit aber auf die freie Arztwahl. Immer wenn der Versicherte eine Leistung in Anspruch nehmen will, muss er zuerst diesen Arzt konsultieren. Der Hausarzt koordiniert alle notwendigen Interventionen und entscheidet, außer bei Notfällen, ob er die Behandlung selbst durchführen kann oder ob ein Facharzt/ Krankenhaus nötig ist.

- **Vorgängige telefonische Beratung:** Bei diesem Modell sieht der Versicherer vor jedem Arztbesuch eine telefonische medizinische Beratung vor. Auch diese Reglementierung ermöglicht den Versicherten Prämien zu sparen.

- **Bonus-Versicherung:** Wenn ein Versicherter für einen Zeitraum von einem Jahr keine Leistungen in Anspruch nimmt und/oder keine Leistungen vergütet werden (durch Selbstzahlung des Versicherten), reduzieren sich die Prämien. Die Ausgangsprämie ist zwar 10 % höher als die Prämie in der ordentlichen Versicherung und die Franchise (Eigenleistung) kann nicht erhöht werden, dafür besteht hier die Möglichkeit, dass die Prämie innerhalb von 5 Jahren auf die Hälfte der Ausgangsprämie sinken kann.

2.5 Vergütung, Finanzierung und Verträge

Die Vergütung der Leistungserbringer wird durch sog. Drittzahler die Kantonregierungen oder direkt durch die Patienten vorgenommen.[25] Die ambulanten Leistungen werden weitestgehend über Einzelverträge beglichen. Die Patienten als Versicherte bezahlen den Arzt direkt und erhalten ihre Auslagen von ihrer Versicherung. Für Arzneimittel wird eine sog. Apothekentaxe (Bearbeitungsgebühr) und der Eigenkostenanteil vom Patienten gezahlt, den restlichen Betrag übernimmt die Versicherung direkt.[26]

Spitäler werden zunehmend nach DRG`s (Diagnosis Related Groups)[27], aber auch noch nach Tagespauschalen und Betttagen für ihre Leistungen vergütet. Diese Pauschalen werden zwischen den Spitalverbänden und den Versicherern verhandelt. Neben der

---

[25] vgl. Mühlbacher et al. 2004, S. 56f.
[26] vgl. Döring et al. 2005, S. 77-82
[27] Ähnlich den G-DRG`s in Deutschland entsteht bzw. etabliert sich in der Schweiz ein SwissDRG. vgl. SwissDRG (Stand: 07.08.2007)

Finanzierung durch den Versicherer übernimmt das Kanton die Investitionsfinanzierung und Kosten für Forschung und Ausbildung.[28]

Die Abbildung 1 stellt das Schweizerische Gesundheitssystem schematisch dar.

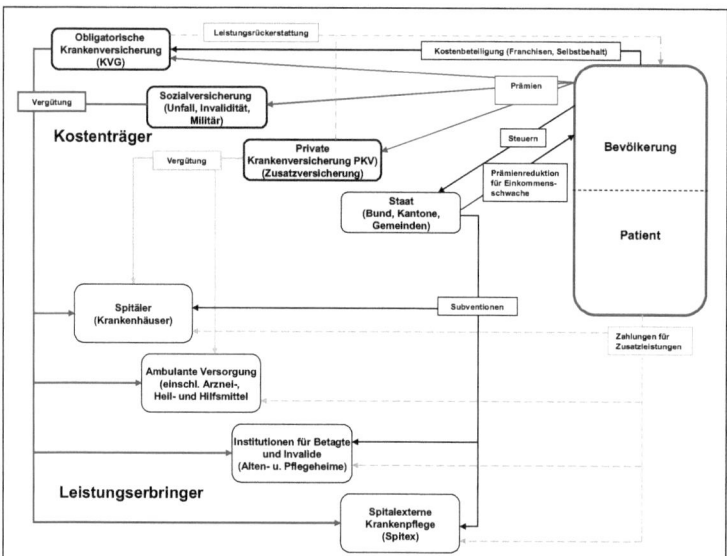

Abb. 1: Das Schweizer Gesundheitssystem: Finanzierungswege[29]

Die Leistungserbringer haben in der Schweiz – unabhängig von der Zugehörigkeit zu einem Berufsverband – die Möglichkeit, mit den Versicherern ihre Tarifbestimmungen (Vertrag zur Leistungsvergütung) frei zu verhandeln. Im ambulanten Bereich gelten kantonale einheitliche Tarife d.h. im jeweiligen Kanton gibt es die gleiche Leistung immer zum gleichen Preis. Im stationären Sektor dagegen können für Kanton-externe Patienten höhere Preise verlangt werden.[30]

3. Ausgewählte Leistungen des Gesundheitssystems

Dem eingangs erwähnten Trend der zukünftig steigenden (gesunden) Lebenserwartung der Bevölkerung steht eine Zunahme von chronischen Erkrankungen, z.B. Übergewicht, Diabetes oder stressbedingte Störungen und eine Überalterung der Gesellschaft gegenüber.

---

[28] vgl. Undritz, N. 2004, S. 134f.
[29] eigene Darstellung, in Anlehnung an OECD-Berichte über Gesundheitssysteme: Schweiz 2006, S.19
[30] vgl. Fritz et al. 2004, S.160f.

Wie in allen europäischen Ländern wird sich auch in der Schweiz intensiv mit Möglichkeiten der Interventionen für diese gesundheitsrelevanten Gesellschaftsveränderungen beschäftigt. Prävention, Gesundheitsförderung und Rehabilitation sind hier die Schlagworte der gesundheitsrelevanten Versorgung, um diesem Wandel zu begegnen. Aktionen der Gesundheitspolitik richten sich an diesen Fragestellungen aus. Im Folgenden werden ausgewählte Aspekte zu diesen Themen erörtert. Vorweg sei hier angemerkt, dass die Prävention und Gesundheitsförderung im Mittelpunkt dieses Kontextes der politischen Anstrengungen stehen, denn aufgrund der demographischen wie auch der medizintechnologischen Entwicklung sind singuläre Effizienzbestrebungen allein nicht mehr ausreichend, um die Kostensteigerung in der Gesundheitsversorgung zu dämpfen.[31]

Durch die Stärkung der Prävention und Gesundheitsförderung, als vierte Säule der medizinischen Krankenversorgung, kann dieser Entwicklung wirksam begegnet und das Tragwerk der Gesundheitsversorgung nachhaltig unterstützt werden (s. Abb. 2). Diese Neuorientierung des schweizerischen Gesundheitssystems vollzieht sich analog zu anderen Gesundheitssystemen jedoch nur zögerlich.[32]

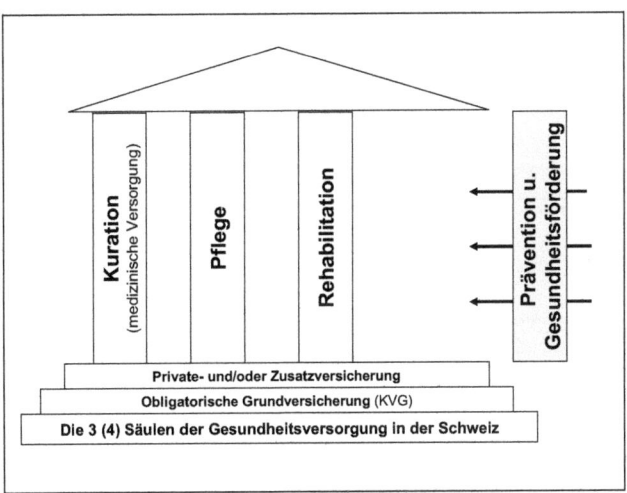

Abb.2: Die Säulen der (zukünftigen) medizinischen Gesundheitsversorgung in der Schweiz

---

[31] vgl. Döring et al. 2005, S.80f.
[32] vgl. Somaini, B. 2004, S. 73

3.1 Prävention und Gesundheitsförderung

In der Schweiz sind die politischen Anstrengungen und die Versorgungsleistungen des Gesundheitssystems für Prävention und Gesundheitsförderung kaum voneinander zu trennen.[33] Im Folgenden werden lediglich die Begriffe gesondert betrachtet. Der aktuelle Status, die Zukunft und die wirtschaftlichen Eckdaten werden im Zusammenhang dargestellt.

Prävention: Nach dem Scheitern eines Eidgenössischen Präventivgesetzes im Jahr 1982 hat sich die Gesundheitspolitik vornehmlich der kurativen Medizin und der Finanzierung der Versorgungssysteme gewidmet. Die Wiederkehr bzw. das Neuauftreten von Infektionskrankheiten (z.b. AIDS), die Zunahme chronischer Krankheiten und der Neubildungen (Krebs) führt seit einigen Jahren auf gesamtschweizerischer wie auf kantonaler Ebene wieder zur Stärkung der Prävention (s. Abb. 3). Der stärkende Aspekt durch Prävention (und Gesundheitsförderung) für die Leistungsfähigkeit der Gesamtgesellschaft - Arbeitsfähigkeit der Bevölkerung – rückt zunehmend in den gesundheitspolitischen Blickwinkel. Es können vorzeitige Todesfälle, krankheitsbedingte Verrentungen vermieden, die Eigenständigkeit im Alter bewahrt und somit Pflegebedürftigkeit verhindert bzw. hinausgezögert werden.[34] Auch ist die Nachfrage an Gesundheitsgütern und -leistungen nicht zu unterschätzen, was langfristig einen Beitrag zur Dämpfung der Kostenentwicklung im Gesundheitssystem beitragen kann.

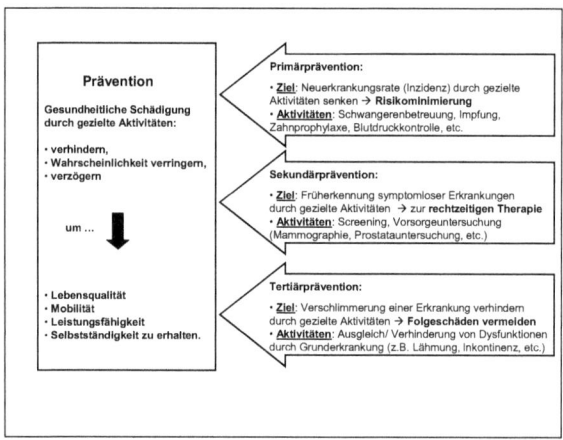

Abb. 3: Formen der Prävention – zeitliche Dimension[35]

---

[33] vgl. Rosenbrock & Gerlinger, 2006, S. 294ff.
[34] vgl. Somaini, B. 2004, S. 70f.
[35] eigene Darstellung in Anlehnung an Walter et al. 2003, S. 189

Gesundheitsförderung: Im Gegensatz zur Prävention (Verhütung von Krankheit oder Unfall) versucht die Gesundheitsförderung in erster Linie den Prozess der Gesundheit zu verstehen und jene Ressourcen zu aktivieren, die die Gesundheit erhalten, fördern und/oder unterstützen. Es geht also um die Frage: Was erhält bzw. macht gesund und lassen sich diese „Ressourcen" nutzbar machen? Unter Gesundheitsförderung werden jene Aktivitäten verstanden, welche die Lebensbedingungen stützen und die Ressourcen erschließen. Es geht hier um die Verhaltens- und Verhältnisveränderungen.[36]

3.1.1 Zuständigkeiten, Akteure und Leistungen

Die Kompetenzen des Bundes im Bereich von Prävention und Gesundheitsförderung beschränken sich im Wesentlichen auf die Bekämpfung und Verhütung übertragbarer Krankheiten (Epidemiengesetzgebung).[37] Er informiert über den Umgang mit Lebens- und Genussmitteln (Ernährung, Alkohol und Tabak) sowie Information über Arznei- und Betäubungsmittel. Leistungen im Bereich der Kranken- und Unfallversicherung werden primär durch die Versicherungen und Kantone geregelt. Keines der 26 Kantone verfügt über ein Präventions- und/oder Gesundheitsförderungsgesetz. Zudem kommt der Begriff Prävention in den kantonalen Bestimmungen praktisch nicht vor. Meist ist von Gesundheitsförderung, Gesundheitsvorsorge oder Krankheitsbekämpfung die Rede. Alle Kantone kennen jedoch eigene gesetzliche Bestimmungen zur Gesundheitsförderung und Krankheitsprävention.[38]

In der Schweiz befasst sich eine Vielzahl von Institutionen und Organisationen mit Projekten der Prävention und Gesundheitsförderung. Die Alkoholprävention wird z.B. durch die Eidgenössische Alkoholverwaltung sichergestellt. Sie überprüft die sachgerechte Produktion und den Handel von Alkohol (Jugendschutz). Das Bundesamt für Straßen führt Programme gegen Alkohol am Steuer durch. Programme zur Tabakprävention werden z.B. durch das BAG (Bundesamt für Gesundheit) über die Fachstelle Tabakpräventionsfonds initiiert. Das Bundesamt für Sport befasst sich mit der Bewegung und Ernährung, insbesondere bei Jugendlichen. Unterstützt werden diese Initiativen durch das Bundesamt für Raumentwicklung (z.B. Förderung von Freizeitaktivitäten). Das BAG entwickelt und führt nationale Drogenpräventionsprogramme durch (z.B. Leitfaden für die Schulen bezügl. Cannabiskonsum, Weiterbildungsangebote etc.) und unterstützt die Kantone bei der Entwicklung von Instrumenten zur Umsetzung der bundesrätlichen Drogenpolitik. Das BAG

---

[36] In Anlehnung an die Definition der WHO (Weltgesundheitsorganisation) in der OTTAWA CHARTA von 1986
[37] vgl. European Observatory on Health Care Systems 2000, p.47
[38] vgl. Bernardi-Schenkluhn 1992, S. 191ff.

führt neben Maßnahmen zur Bekämpfung von übertragbaren Krankheiten (Informationen) auch Präventionsmaßnahmen durch (z.B. HIV/Aids, Impfprogramme, Grippeprävention). Maßnahmen zur Verhütung von Berufsunfällen und Berufskrankheiten werden durch die SUVA (Schweizerische Unfallversicherungsanstalt) in Zusammenarbeit mit den kantonalen Arbeitsinspektoren umgesetzt. Mit der Verhütung von Freizeitunfällen befasst sich die Schweizerische Beratungsstelle für Unfallverhütung (bfu) und die UVG-Versicherer. Gesundheitsförderung und Verhütung von Krankheiten sind durch das Krankenversicherungsgesetz (KVG) geregelt. Die Krankenversicherungen betreiben zusammen mit den Kantonen eine Institution (Stiftung Gesundheitsförderung Schweiz), welche Maßnahmen zur Gesundheitsförderung und Verhütung von Krankheiten anregt, koordiniert und evaluiert.[39]

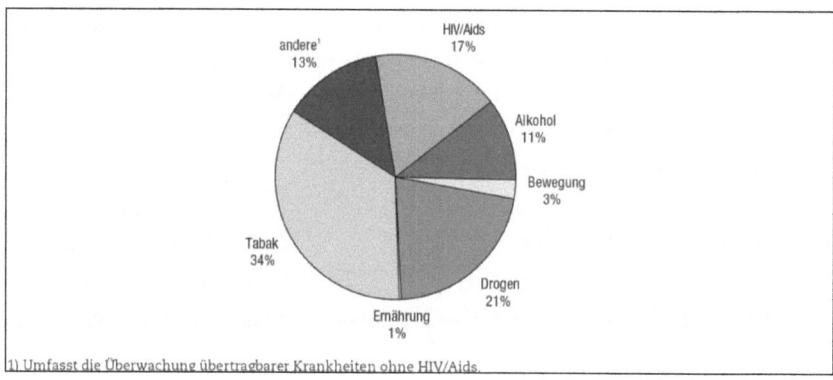

Abb. 4: Wichtige Gesundheitsförderungs- und Präventionsprogramme des Bundesamts für Gesundheit nach Finanzvolumen, 2004[40]

3.1.2 Finanzierung

Leistungen zur Prävention und Gesundheitsförderung werden über unterschiedliche Finanzierungsquellen ermöglicht (s. Abb. 5):[41]

- Der Bund beteiligt sich mit Steuern am sog. Präventionskredit des BAG (Bundesamt für Gesundheit).

---

[39] vgl. Bundesamt für Gesundheit: Prävention und Gesundheitsförderung in der Schweiz (Stand: Oktober 2005), S. 5
[40] Bundesamt für Gesundheit 2005d
[41] Bundesamt für Gesundheit: Prävention und Gesundheitsförderung in der Schweiz (Stand: Oktober 2005), S.3

- Der Ertrag von Zwecksteuern (z.B. Tabaksteuer) dient z.B. der Co-Finanzierung der AHV (Alters- und Hinterlassenenversicherung).

- Lenkungsabgaben zielen auf die Steuerung des Verhaltens der Bürger mittels finanzieller Anreize ab. So fließen von jeder Zigarette Steueranteile in einen sog. Tabakpräventionsfonds.

- Beiträge aus der obligatorischen Krankenversicherung werden an die Stiftung Gesundheitsförderung Schweiz für die Verhütung von Berufsunfällen und Berufskrankheiten abgeführt. Aus der Kfz-Haftpflichtversicherung gehen Gelder in die Unfallverhütung im Straßenverkehr.

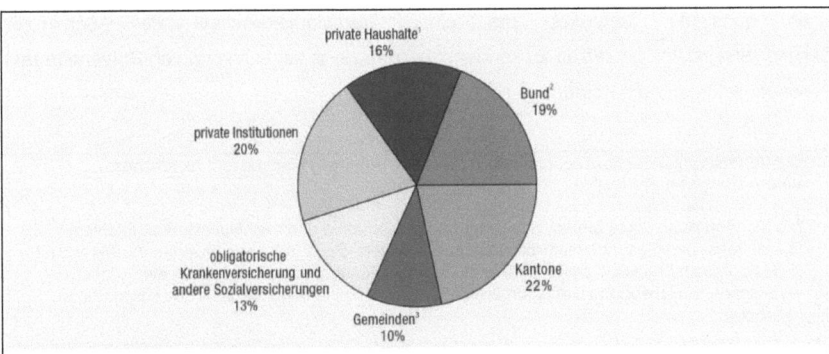

Anmerkungen: Die Daten beziehen sich auf das Jahr 2002 für Kantone, Gemeinden, obligatorische Krankenversicherung und andere Sozialversicherungen, private Institutionen und private Haushalte.
1) Beinhaltet Selbstzahlungen wie etwa prophylaktische Zahnpflege.
2) Dazu gehören, unter anderen, das Bundesamt für Gesundheit, die SUVA, Gesundheitsförderung Schweiz und der Fonds für Verkehrssicherheit.
3) hauptsächlich Schulprogramme.

Abb. 5: Finanzierung von Gesundheitsförderungs- und Präventionsmaßnahmen in der Schweiz nach Finanzierungsquelle, 2004[42]

3.1.3 Zukunft und Vision

Das schweizerische Gesundheitssystem ist aufgrund der föderalen Strukturen sehr komplex. Dies erschwert die Steuerung von nationalen Gesundheitszielen. Fakt ist jedoch, dass chronische Krankheiten und ihre Ursachen wie Übergewicht, Mangel an Bewegung, Stress etc. durch die Medizin allein nicht mehr zu bewerkstelligen sind.[43] Auch die Gesundheitspolitik wird im Alleingang durch Verordnungen und Gesetze kaum eine Wende erreichen. Neben den Leistungserbringern im Gesundheitssystem sind nun die Schulen ebenso gefordert wie die Arbeitgeber, der Einzelne ebenso wie die Gesellschaft, der Markt

---

[42] vgl. Bericht der Fachkommission „Prävention & Gesundheitsförderung" 2006, S. 15
[43] vgl. European Observatory on Health Care Systems 2000, pp. 71

ebenso wie der Staat.[44] Es ist ein positiver Trend zu verfolgen, dass Interesse der Bevölkerung an Gesundheitsfragen hat zugenommen. Der Markt hat diese Nachfrage aufgenommen und sorgt für Gesundheitsinformationen und gesundheitsförderliche Angebote (z.b. Fitness- und Wellnessangebote).[45] Es entwickelt sich hier ein neuer Dienstleistungssektor. Die zunehmende gesundheitsrelevante Aufklärung und das Interesse der Bevölkerung hinsichtlich Risikoverhütung (Krankheitsursachen und -entstehung), dass Engagement der öffentlichen und privaten Leistungsanbieter und die Aktionen der Gesundheitspolitik bilden ein schlagkräftiges Konsortium für die zukünftige Prävention und Gesundheitsförderung in der Schweiz. Die PGF 2010 (Fachkommission Prävention & Gesundheitsförderung) geht noch einen Schritt weiter und erachtet diese Konstellationen für einen günstigen Zeitpunkt, um einen Paradigmenwechsel des Schweizer Gesundheitssystems umsetzen zu können. Sie formulierte zur Stärkung von Prävention und Gesundheitsförderung 9 Forderungen:[46]

1. Die Verbesserung der konzeptionellen, politischen, organisatorischen und rechtlichen Verankerung von Prävention und Gesundheitsförderung.

2. Die Sicherstellung eines breiten Spektrum an auf Verhalten und Verhältnisse ausgerichteten Präventions- und Gesundheitsförderungsmassnahmen, die in den Lebenswelten der Menschen (Schule, Arbeit, Freizeit, Familie etc.) ansetzen, die Gesundheitskompetenzen der Menschen verbessern, die Gesundheitsressourcen stärken und ungleiche gesundheitliche Belastungen reduzieren.

3. Die Anpassung der bestehenden und die Schaffung neuer rechtlicher Grundlagen (auf Verfassungs- und Gesetzesebene) mit einheitlichen Grundsätzen, die für alle Präventions- und Gesundheitsförderungsaktivitäten Geltung haben.

4. Der Einbezug aller relevanten Akteure – Staat (Bund, Kantone und Gemeinden), Leistungserbringer im Gesundheitswesen, Versicherer, nichtstaatliche Organisationen, Wirtschaft – aus dem Gesundheitssystem und weiterer Politikbereiche (z.B. Bildung, Sport, Soziales, Umwelt und Verkehr, Raumplanung sowie Finanzen und Wirtschaft) in die Umsetzung von Präventions- und Gesundheitsförderungsmassnahmen.

5. Die Klärung und Festlegung der Zuständigkeiten und Kompetenzen.

6. Die Formulierung von Gesundheitszielen als Grundlage für die Prioritätensetzung bei der Entwicklung und Umsetzung von Maßnahmen und Leistungen der Prävention und Gesundheitsförderung.

7. Die adäquate Finanzierung von Präventions- und Gesundheitsförderungsmassnahmen und die Verbesserung der Transparenz über die Finanzquellen und die Verwendung der finanziellen Mittel.

8. Die Berücksichtigung der Kriterien Zweckmäßigkeit, Wirksamkeit und Wirtschaftlichkeit bei der Auswahl, Planung und Umsetzung von Präventions- und Gesundheitsförderungsmassnahmen, sowie der Einsatz geeigneter Projekt- und Qualitätsmanagementinstrumente.

9. Die systematische Evaluation von Präventions- und Gesundheitsförderungsmassnahmen.

---

[44] vgl. Somaini, B. 2004, S. 70f.
[45] vgl. OECD-Berichte über Gesundheitssysteme: Schweiz 2006, S. 83f.
[46] vgl. Bundesamt für Gesundheit 2005d

3.2   Rehabilitation

3.2.1   Begriffbestimmung

Leistungen der Rehabilitation dienen dem Zweck krankheits- oder unfallbedingte Einschränkungen des Patienten, welche die Integration in den beruflichen und sozialen Alltag der Patienten nicht mehr gewährleisten, zu verringern oder das Risiko einer Verschlimmerung der Gesundheitsschäden möglichst zu vermeiden. Ziel ist die Wiedereingliederung in das soziale Gefüge und die Vermeidung von Frühinvalidität und dauerhafter Erwerbsunfähigkeit. Rehabilitation umfasst nach der Definition der Weltgesundheitsorganisation (WHO 1967) jegliche Maßnahmen zur Sicherung geistiger, körperlicher und sozialer Voraussetzungen, die für eine aktive Teilnahme am gesellschaftlichen Leben erforderlich sind.

3.2.2   Status Quo: Leistungen und Vergütung

Die Rehabilitation in der Schweiz hatte maßgeblich ihren Ursprung in dem 1967 verfassten Rheumagesetz. Es entwickelten sich spezielle Kliniken, die sich nach Krankheitsarten differenzierten. Die Fachrichtungen der Orthopädie, Neurologie, Kardiologie, Pneumologie und Traumatologie bestimmen auch heute noch das rehabilitative klinische Spektrum.[47] Die kardiale Rehabilitation als eine Schwerpunktindikation rehabilitativer Leistungen in der Schweiz geht auf die späten 60er Jahre zurück und wurde ausschließlich in spezialisierten Rehabilitationskliniken durchgeführt. In den 70er Jahren wurden die ersten ambulanten Reha-Programme für Herzpatienten angeboten. Für die Zukunft wird ein anhaltender Trend der Verschiebung von der stationären zur ambulanten Rehabilitation prognostiziert. Dafür werden immer mehr ältere und multimorbide (Herz)-patienten stationäre Rehabilitationsleistungen beanspruchen. Die Rehabilitation zielt im Wesentlichen auf die Förderung, Erhaltung und/oder Wiederherstellung der Selbstständigkeit und Lebensqualität des Patienten ab, die Basisziele der kardiologischen Rehabilitation können durchaus auf weitere Indikationen übertragen werden[48]:

- Anpassung der körperlichen Leistungsfähigkeit an die krankheitsbedingte (kardiale) Situation,
- Rekonditionierung[49] und Wiedererlangung einer möglichst vollen Mobilität,

---

[47] vgl. Knüsel 2004, S. 255
[48] vgl. Saner 2002, S. 130ff.
[49] Unter Rekonditierung versteht man die Verbesserung der lokalen und allgemeinen Fitness, die erwiesenermaßen zur Schmerz- und Leidreduktion beitragen soll. vgl. Gifford 2002, S. 197

17

- Sekundärprävention (Verhinderung eines neuen Infarktes) durch Initiierung der nötigen Lebensstilveränderung,
- Förderung des Verständnisses und der Selbstverantwortung für den Krankheitsprozess
- Optimierung der Therapie (medikamentös oder interventionell); emotionale Unterstützung, psychische Beratung und psychosoziale Betreuung,
- Vermeidung von erneuten Spitalaufenthalten,
- Vermeidung ungerechtfertigter Invalidisierung durch Unterforderung,
- Wiedereingliederung in das soziale Umfeld, Unterstützung und Ratschläge zur Wiederherstellung der Arbeitsfähigkeit.

Die bestehende Bäder-Landschaft entwickelte sich in den letzten 20 Jahren von Thermalbädern und „Massageanstalten" zu spezialisierten Rehabilitationskliniken.[50] Vor dem Krankenversicherungsgesetz (KVG) von 1996 war der Begriff der Rehabilitation noch nicht im Leistungskatalog der Krankenversicherung aufgenommen. Erst ab diesem Zeitpunkt wurden Maßnahmen der medizinischen Rehabilitation zu Grundleistungen. Diese können stationär, teilstationär und/oder ambulant erbracht werden.[51] Die Zulassung von „Kurhäusern" (Reha-Kliniken) obliegt der kantonalen Klinikplanung. Die obligatorische soziale Krankenversicherung vergütet nur Leistungen für Einrichtungen die im Rahmen dieser Planung einen Versorgungs-/Leistungsauftrag haben. Darüber hinaus werden erbrachte Pflichtleistungen nach dem KVG durch die soziale Versicherung vergütet. Im Gegensatz dazu können die Reha-Kliniken ambulante Leistungen frei abrechnen. Die soziale Unfallversicherung vergütet nur Leistungen im Rahmen des Unfallversicherungsgesetz (UVG)[52], wenn diese wirtschaftlich und zweckmäßig sind. [53]

3.2.3 Zukunft und Kritik

Die Rehabilitation ist in der Schweiz zwar ein eigenständiger medizinischer Versorgungsbereich. Das bedeutsamste Merkmal des schweizerischen Gesundheitssystems - anlog zum Deutschen System – ist jedoch die Nachrangigkeit der Rehabilitation hinter der

---

[50] vgl. Knüsel 2004, S. 256
[51] vgl. Auszug aus Art. 25 KVG: Allgemeine Leistungen bei Krankheit; 1 Die obligatorische Krankenpflegeversicherung übernimmt die Kosten für die Leistungen, die der Diagnose oder Behandlung einer Krankheit und ihrer Folgen dienen. 2 Diese Leistungen umfassen nach Art. 25, 3.d. die ärztlich durchgeführten oder angeordneten Massnahmen der medizinischen Rehabilitation; e. den Aufenthalt in der allgemeinen Abteilung eines Spitals; f. den Aufenthalt in einer teilstationären Einrichtung
[52] Leistungen im Rahmen von: Berufsunfall, Berufskrankheit, beruflicher Rehabilitation, Beschäftigung Behinderter, Wiedereingliederung
[53] vgl. Knüsel 2004, S. 259

vorherrschenden kurativen Medizin. Der Grundsatz „Reha vor Pflege" besteht auch in der Schweiz, die Bedeutungszunahme von rehabilitativen Leistungen an der Gesamtversorgungsleistung des Gesundheitssystems vollzieht sich aber eher langsam.[54] Die Kritik an der bestehenden Rehabilitations-Versorgungsstruktur in der Schweiz zielt im Wesentlichen darauf, dass sie unzureichend an die Kuration der Spitäler angebunden (vernetzt) ist. Die Rehabilitationsbedürfnisse von Patienten in den Akutspitälern werden häufig nicht ausreichend berücksichtigt. Die Folgen davon sind nicht selten eine unterbleibende und/oder zu späte Einleitung der Rehabilitation. Die häufig auftretenden Schnittstellenprobleme sind auf ein ungenügendes Überleitungsmanagement zurückzuführen. Oft wird die Verlegung/Entlassung in den rehabilitativen Bereich nicht rechtzeitig und/oder – im Zusammenhang mit der Spitalvergütung durch (DRGs) – zu früh d.h., der Patient ist noch zu krank und somit nicht rehabilitationsfähig, dahin verlegt. Zudem ist die Kommunikation zwischen diesen beiden Bereichen mit patientenrelevanten Informationen oft mangelhaft. Abgesehen von der kardialen Rehabilitation und teilweise auch von der pulmonalen Rehabilitation fehlt es in der Schweiz bis heute weitgehend noch an ambulanten Rehabilitationsangeboten.[55]

4.   Zusammenfassung und Ausblick

Die Schweiz hat im Vergleich zu anderen westlichen Staaten ein leistungsstarkes Gesundheitssystem. Für die gesamte Bevölkerung besteht ein umfassender Versicherungsschutz im Krankheitsfall. Die Schweiz hat aber auch ein Finanzierungsproblem ihres Systems. Die demografischen Veränderungen führen zu einer hohen Anzahl an älteren Bürgern und der Anstieg chronischer Erkrankungen führt zu kostenintensiven Krankheitsbiografien.

Das aktuelle Krankenversicherungsgesetz (KVG) lässt mehr Wettbewerb zwischen den Versicherern zu. Sie können sich über Preise, mehr noch über Leistungen voneinander abgrenzen. Die unterschiedlichsten Versicherungsmodelle ermöglichen dem Bürger, das gesundheitsrelevante Leistungsspektrum individueller und somit auch gesundheitsbewusster zu gestalten.

Die Gesundheitspolitik erkennt zunehmend die Relevanz von gesundheitsunterstützenden Leistungen, die sich deutlich von den medizinisch kurativen Leistungen unterscheiden. Die Problematik von z.B. Pflegebedürftigkeit, Frühberentung durch Berufskrankheiten, die

---

[54] vgl. Achtermann & Berset 2006, S. 20
[55] vgl. Müller 2001, S. 224ff.

19

Zunahme von Erkrankung durch Verhältnis- und Verhaltensrisiken und die zu späte Intervention bei bedrohlichen bzw. folgeschweren Erkrankungen rücken in den Fokus einer ganzheitlichen Gesundheitspolitik. Prävention, Gesundheitsförderung und Rehabilitation bilden die zukünftigen Handlungsmaximen. Die bestehenden Angebote zielen zwar auf vielfältige gesundheitsrelevante und gesellschaftspolitische Probleme ab, sind in ihrer Konzeption durchaus optimierbar. Die finanziellen Mittel sind effizienter einzusetzen und die Versorgungsstrukturen besitzen noch zu viele schlecht koordinierte Schnittstellen. Werden die aufgezeigten Probleme im Kontext der sich veränderten Rahmenbedingungen betrachtet, kann die Schweiz ein noch erfolgreicheres Gesundheitsland werden, es kann so ein auf lange Sicht bezahlbares System ausbauen.

Literatur

Achtermann, W.; Berset, C. 2006: Gesundheitspolitiken in der Schweiz. Potential für eine nationale Gesundheitspolitik. Bundesamt für Gesundheit (Hrsg.), Band 1

Bericht der Fachkommission „Prävention & Gesundheitsförderung" 08.06.2006: Zukunft von Prävention und Gesundheitsförderung in der Schweiz. Bundesamt für Gesundheit (Hrsg.)

Bernardi-Schenkluhn, B. 1992: Schweiz. In: Alber, J.; Bernardi-Schenkluhn, B. (Hrsg.): Westeuropäische Gesundheitssysteme im Vergleich. Bundesrepublik Deutschland, Schweiz, Frankreich, Italien, Großbritannien. Campus, Frankfurt a.M./New York:, 177-321.

Bundesamt für Gesundheit: Krankenversicherung. http://www.bag.admin.ch/themen/krankenversicherung/index.html?lang=de (Stand: 06.08.2007)

Bundesamt für Gesundheit 2005d: Vision und Thesen zur Neuregelung von Prävention und Gesundheitsförderung in der Schweiz. Dokument der Fachkommission Prävention & Gesundheitsförderung vom 13. März 2006, Bundesamt für Gesundheit (Hrsg.), Bern

Bundesamt für Gesundheit: Prävention und Gesundheitsförderung in der Schweiz (Stand: Oktober 2005). http://www.bag.admin.ch/themen/gesundheitspolitik/00388/01811/01843/index.html?lang=de &download=M3wBUQCu/8ul (Stand: 07.08.2007)

Bundesamt für Statistik: Gesundheitszustand der Bevölkerung. http://www.bfs.admin.ch/bfs/portal/de/index/themen/14/02/01.html (Stand: 06.08.2007)

Bundesamt für Statistik: Registrierte Arbeitslose und Arbeitslosenquote nach Geschlecht. http://www.bfs.admin.ch/bfs/portal/de/index/themen/03/03/blank/key/registrierte_arbeitslose/e ntwicklung.html (Stand: 06.08.2007)

Bundesamt für Statistik: Beschäftigungsstatistik 2007 http://www.bfs.admin.ch/bfs/portal/de/index/themen/03/02/blank/data/02.html (Stand: 06.08.2007)

Döring, D.; Dudenhöffer, B.; Herdt, J. 2005: Europäische Gesundheitssysteme unter Globalisierungsdruck, vergleichende Betrachtung der Finanzierungsstrukturen und Reformoptionen in den EU 15-Staaten und der Schweiz, Hans-Böckler-Stiftung (Hrsg.), HA Hessen Agentur GmbH, Wiesbaden

European Observatory on Health Care Systems 2000: Health Care Systems in Transition, Switzerland. WHO Regional Office for Europe (ed.), Denmark, Copenhagen

Fritz, B.; Brombacher Steiner, M. V.; Streit, P. 2004: Krankenversicherung. In: Kocher, G.; Oggier, W. (Hrsg.): Gesundheitswesen Schweiz 2004 – 2006. Eine aktuelle Übersicht. 2., vollst. überarb. und aktualisierte Aufl., Huber, Bern, S.153-172

Gifford, L. 2002: Perspektiven zum biopsychosozialen Modell. Manuelle Therapie, Jhrg. 6, S. 197-206.

Knüsel, O. 2004: Rehabilitation. In: Kocher, G.; Oggier, W. (Hrsg.): Gesundheitswesen Schweiz 2004 – 2006. Eine aktuelle Übersicht. 2., vollst. überarb. und aktualisierte Aufl., Huber, Bern, S. 255-261

Lüdl, G.; Werlen, I. 2005: Eidgenössische Volkszählung 2000. Sprachenlandschaft der Schweiz. Bundesamt für Statistik (Hrsg.), Neuchâtel

Mühlbacher, A; Henke, K. D.; Knabner, K; Mackenthun, B; Schreyögg, J 2004: Deutschland im Strukturvergleich von Gesundheitssystemen: Der Vergleich staatlicher und marktwirtschaftlicher Gesundheitssysteme am Beispiel Deutschlands, Großbritanniens, den Niederlanden und der Schweiz. Blaue Reihe, Berliner Zentrum Public Health

Müller, K. März 2001: Qualitätsgerechte und wirtschaftliche Rehabilitation in der Schweiz. Einfluss der Schnittstellen und Ansätze zu ihrer Optimierung. Verband deutscher Rentenversicherungsträger (Hrsg.), 10. Rehabilitationswissenschaftliches Kolloquium. Wissenstransfer zwischen Forschung und Praxis, DRV-Schriften Bd. 26, Frankfurt a.M.

OECD-Berichte über Gesundheitssysteme 2006: Schweiz. Schweizerisches Bundesamt für Gesundheit (Hrsg.)

Politische Plattform. Themen zur nationalen Gesundheitspolitik http://www.nationalegesundheit.ch/main/Show$Id=1432.html (Stand: 06.08.2007)

Rosenbrock, R.; Gerlinger, T. 2006: Gesundheitspolitik, Eine systemische Einführung. 2. über. Auflage, Huber, Bern

Saner, H. 2002: Ambulante kardiale Rehabilitation in der Schweiz. Deutsche Zeitschrift für Sportmedizin, Jhrg. 53, Nr. 5

SwissDRG. http://www.swissdrg.org/de/index.asp?navid=0 (Stand: 07.08.2007)

Telser, H.; Vaterlaus, S.; Zweifel, P.; Eugster, P. 2004: Was leistet unser Gesundheitswesen? Rüegger, Zürich

Tiemann, S. 2006: Gesundheitssysteme in Europa. Experimentierfeld zwischen Staat und Markt: Frankreich, Niederlande, Schweiz, Schweden und Großbritannien, Analyse und Vergleich. Akad. Verl.-Ges. Aka, Berlin

Undritz, N. 2004: Krankenhaus. In: Kocher, G.; Oggier, W. (Hrsg.): Gesundheitswesen Schweiz 2004 – 2006. Eine aktuelle Übersicht. 2., vollst. überarb. und aktualisierte Aufl., Huber, Bern, S.130-143

Walter, U. ; Schwartz F. W. 2003: Prävention. In: Schwartz, F. W. (Hrsg.): Das Public-Health-Buch. Gesundheit und Gesundheitswesen, Gesundheit fördern - Krankheit verhindern 2., völlig neu bearb. und erw. Aufl., Urban & Fischer, München, S. 189-214

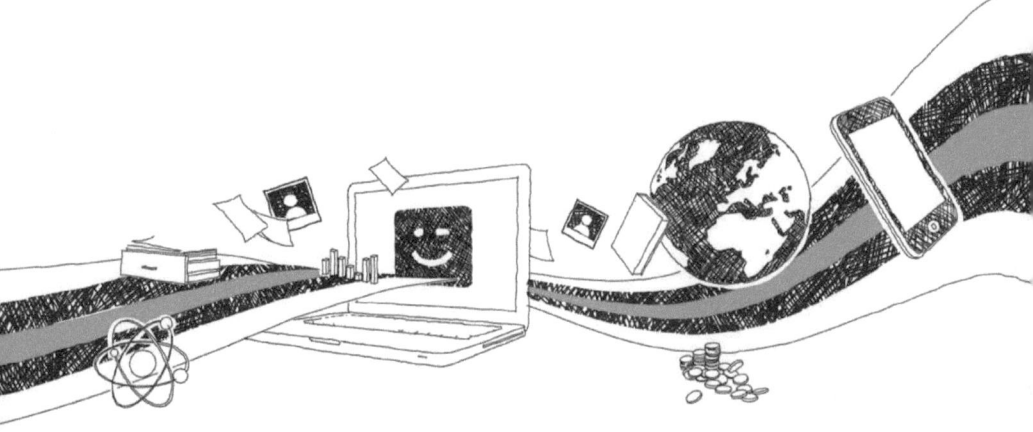
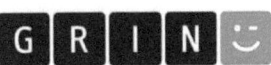